This Book Belongs To:

_____

_____

_____

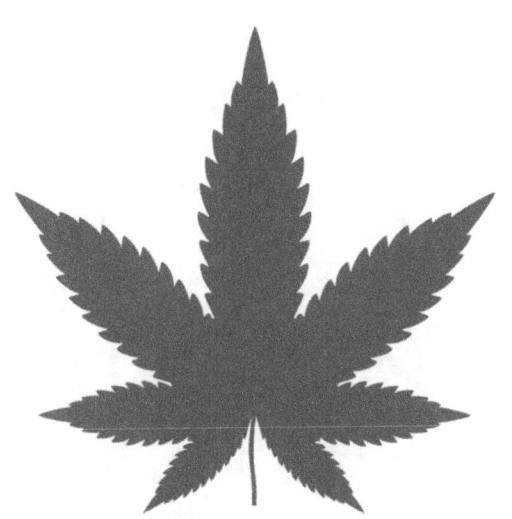

Copyright © Teresa Rother
All rights reserved. No part of this publication may be
reproduced, distributed, or transmitted in any form
or by any means, including photocopy, recording, or
other electronic or mechanical methods.

Dedication

This Cannabis Cookbook is dedicated to all the growers, weed lovers, marijuana enthusiasts, medical patients, and gourmet cooks who want to preserve their favorite culinary creations.

You are my inspiration for producing this book and I'm honored to be a part of your recipe collection and organization.

How to Use this Book

This Cannabis Cookbook will help you record, collect, and organize your favorite marijuana recipes and jotting down new ones throughout the upcoming years.

Here are examples of information for you to fill in and write the details of your recipes.

Fill in the following information:

1. Table of Contents for each recipe page
2. Recipe name
3. Servings, prep time, and cook time
4. Ingredients
5. Directions
6. Cannabis strain and amount
7. Pairs well with
8. Notes

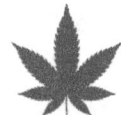 # Table of Contents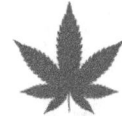

Page #	Recipe Name
1	
2	
3	
4	
5	
6	
7	
8	
9	
10	
11	
12	
13	
14	
15	
16	
17	

Table of Contents

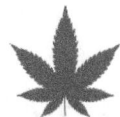 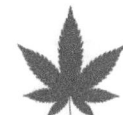

Page #	Recipe Name
18	
19	
20	
21	
22	
23	
24	
25	
26	
27	
28	
29	
30	
31	
32	
33	
34	

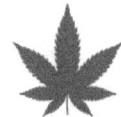 # Table of Contents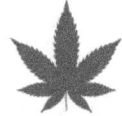

Page #	Recipe Name
35	
36	
37	
38	
39	
40	
41	
42	
43	
44	
45	
46	
47	
48	
49	
50	
51	

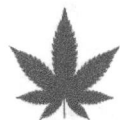 # Table of Contents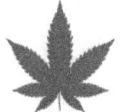

Page #	Recipe Name
52	
53	
54	
55	
56	
57	
58	
59	
60	
61	
62	
63	
64	
65	
66	
67	
68	

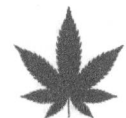 # Table of Contents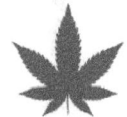

Page #	Recipe Name
69	
70	
71	
72	
73	
74	
75	
76	
77	
78	
79	
80	
81	
82	
83	
84	
85	

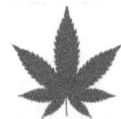 # Table of Contents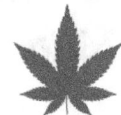

Page #	Recipe Name
86	
87	
88	
89	
90	
91	
92	
93	
94	
95	
96	
97	
98	
99	
100	
101	
102	

Recipe Name

Servings:_____ Prep Time:_____ Cook Time:_____

Ingredients: Directions:

Cannabis Strain: _____ Amount: _____
Pairs Well With: _____

Notes

1

Recipe Name

Servings:_____ Prep Time:_____ Cook Time:_____

Ingredients: Directions:

Cannabis Strain:_____ Amount:_____
Pairs Well With:_____

Notes

Recipe Name

Servings: _____ Prep Time: _____ Cook Time: _____

Ingredients: Directions:

Cannabis Strain: _____ Amount: _____
Pairs Well With: _____

Notes

Recipe Name

Servings:_____ Prep Time:_____ Cook Time:_____

Ingredients: Directions:

Cannabis Strain: _____ Amount: _____
Pairs Well With: _____

Notes

Recipe Name

Servings:_____ Prep Time:_____ Cook Time:_____

Ingredients: Directions:

Cannabis Strain: _____ Amount: _____
Pairs Well With: _____

Notes

5

Recipe Name

Servings:_____ Prep Time:_____ Cook Time:_____

Ingredients:					Directions:

Cannabis Strain: _____ Amount: _____
Pairs Well With: _____

Notes

Recipe Name

Servings:_____ Prep Time:_____ Cook Time:_____

Ingredients: Directions:

Cannabis Strain: _____ Amount: _____
Pairs Well With: _____

Notes

Recipe Name

Servings:_____ Prep Time:_____ Cook Time:_____

Ingredients: Directions:

Cannabis Strain: _____ Amount: _____
Pairs Well With: _____

Notes

Recipe Name

Servings:_____ Prep Time:_____ Cook Time:_____

Ingredients: Directions:

Cannabis Strain: _____ Amount: _____
Pairs Well With: _____

Notes

Recipe Name

Servings:_____ Prep Time:_____ Cook Time:_____

Ingredients: Directions:

_____   _____
_____   _____
_____   _____
_____   _____
_____   _____
_____   _____
_____   _____
_____   _____
_____   _____
_____   _____
_____   _____
_____   _____
_____   _____
_____   _____
_____   _____
_____   _____
_____   _____
_____   _____
_____   _____
_____   _____

Cannabis Strain:_____ Amount:_____
Pairs Well With:_____

Notes

Recipe Name

Servings:_____ Prep Time:_____ Cook Time:_____

Ingredients: Directions:

_____   _____
_____   _____
_____   _____
_____   _____
_____   _____
_____   _____
_____   _____
_____   _____
_____   _____
_____   _____
_____   _____
_____   _____
_____   _____
_____   _____
_____   _____
_____   _____
_____   _____
_____   _____
_____   _____
_____   _____
_____   _____

Cannabis Strain:_____ Amount:_____
Pairs Well With:_____

Notes

Recipe Name

Servings:_____ Prep Time:_____ Cook Time:_____

Ingredients: Directions:

Cannabis Strain: _____ Amount: _____
Pairs Well With: _____

Notes

Recipe Name

Servings:_____ Prep Time:_____ Cook Time:_____

Ingredients: Directions:

Cannabis Strain:_____ Amount:_____
Pairs Well With:_____

Notes

13

Recipe Name

Servings:_____ Prep Time:_____ Cook Time:_____

Ingredients: Directions:

_____   _____
_____   _____
_____   _____
_____   _____
_____   _____
_____   _____
_____   _____
_____   _____
_____   _____
_____   _____
_____   _____
_____   _____
_____   _____
_____   _____
_____   _____
_____   _____
_____   _____
_____   _____
_____   _____
_____   _____

Cannabis Strain:_____ Amount:_____
Pairs Well With:_____

Notes

Recipe Name

Servings:_____ Prep Time:_____ Cook Time:_____

Ingredients: Directions:

_____   _____
_____   _____
_____   _____
_____   _____
_____   _____
_____   _____
_____   _____
_____   _____
_____   _____
_____   _____
_____   _____
_____   _____
_____   _____
_____   _____
_____   _____
_____   _____
_____   _____
_____   _____
_____   _____
_____   _____
_____   _____
_____   _____
_____   _____

Cannabis Strain:_____ Amount:_____
Pairs Well With:_____

Notes

Recipe Name

Servings: _____ Prep Time: _____ Cook Time: _____

Ingredients:

Directions:

Cannabis Strain: _____ Amount: _____
Pairs Well With: _____

Notes

Recipe Name

Servings: _____ Prep Time: _____ Cook Time: _____

Ingredients: Directions:

Cannabis Strain: _____ Amount: _____
Pairs Well With: _____

Notes

17

Recipe Name

Servings:_____ Prep Time:_____ Cook Time:_____

Ingredients: Directions:

Cannabis Strain: _____ Amount: _____
Pairs Well With: _____

Notes

Recipe Name

Servings:_____ Prep Time:_____ Cook Time:_____

Ingredients:

Directions:

Cannabis Strain:_____ Amount:_____

Pairs Well With:_____

Notes

19

Recipe Name

Servings:_____ Prep Time:_____ Cook Time:_____

Ingredients: Directions:

Cannabis Strain:_____ Amount:_____
Pairs Well With:_____

Notes

20

Recipe Name

Servings:_____ Prep Time:_____ Cook Time:_____

Ingredients: Directions:

_____   _____
_____   _____
_____   _____
_____   _____
_____   _____
_____   _____
_____   _____
_____   _____
_____   _____
_____   _____
_____   _____
_____   _____
_____   _____
_____   _____
_____   _____
_____   _____
_____   _____
_____   _____
_____   _____
_____   _____
_____   _____

Cannabis Strain:_____ Amount:_____
Pairs Well With:_____

Notes

Recipe Name

Servings:_____ Prep Time:_____ Cook Time:_____

Ingredients: Directions:

Cannabis Strain: _____ Amount: _____
Pairs Well With: _____

Notes

Recipe Name

Servings: _____ Prep Time: _____ Cook Time: _____

Ingredients: Directions:

Cannabis Strain: _____ Amount: _____
Pairs Well With: _____

Notes

23

Recipe Name

Servings:_____ Prep Time:_____ Cook Time:_____

Ingredients: Directions:

Cannabis Strain: _____ Amount: _____
Pairs Well With: _____

Notes

24

Recipe Name

Servings:_____ Prep Time:_____ Cook Time:_____

Ingredients: Directions:

_____   _____
_____   _____
_____   _____
_____   _____
_____   _____
_____   _____
_____   _____
_____   _____
_____   _____
_____   _____
_____   _____
_____   _____
_____   _____
_____   _____
_____   _____
_____   _____
_____   _____
_____   _____
_____   _____
_____   _____
_____   _____

Cannabis Strain:_____ Amount:_____
Pairs Well With:_____

Notes

Recipe Name

Servings:_____ Prep Time:_____ Cook Time:_____

Ingredients: Directions:

Cannabis Strain:_____ Amount:_____
Pairs Well With:_____

Notes

Recipe Name

Servings:_____ Prep Time:_____ Cook Time:_____

Ingredients: Directions:

Cannabis Strain:_____ Amount:_____
Pairs Well With:_____

Notes

Recipe Name

Servings:_____ Prep Time:_____ Cook Time:_____

Ingredients: Directions:

Cannabis Strain:_____ Amount:_____
Pairs Well With:_____

Notes

Recipe Name

Servings:_____ Prep Time:_____ Cook Time:_____

Ingredients: Directions:

Cannabis Strain:_____ Amount:_____
Pairs Well With:_____

Notes

29

Recipe Name

Servings:_____ Prep Time:_____ Cook Time:_____

Ingredients: Directions:

_____   _____
_____   _____
_____   _____
_____   _____
_____   _____
_____   _____
_____   _____
_____   _____
_____   _____
_____   _____
_____   _____
_____   _____
_____   _____
_____   _____
_____   _____
_____   _____
_____   _____
_____   _____
_____   _____
_____   _____
_____   _____
_____   _____

Cannabis Strain: _____ Amount: _____
Pairs Well With: _____

Notes

Recipe Name

Servings:_____ Prep Time:_____ Cook Time:_____

Ingredients:

Directions:

Cannabis Strain: _____ Amount: _____

Pairs Well With: _____

Notes

31

Recipe Name

Servings:_____ Prep Time:_____ Cook Time:_____

Ingredients: Directions:

Cannabis Strain: _____ Amount: _____
Pairs Well With: _____

Notes

Recipe Name

Servings:_____ Prep Time:_____ Cook Time:_____

Ingredients: Directions:

Cannabis Strain: _____ Amount: _____
Pairs Well With: _____

Notes

33

Recipe Name

Servings:_____ Prep Time:_____ Cook Time:_____

Ingredients: Directions:

_____   _____
_____   _____
_____   _____
_____   _____
_____   _____
_____   _____
_____   _____
_____   _____
_____   _____
_____   _____
_____   _____
_____   _____
_____   _____
_____   _____
_____   _____
_____   _____
_____   _____
_____   _____
_____   _____
_____   _____
_____   _____
_____   _____
_____   _____

Cannabis Strain: _____ Amount: _____
Pairs Well With: _____

Notes

Recipe Name

Servings:_____ Prep Time:_____ Cook Time:_____

Ingredients: Directions:

_____   _____
_____   _____
_____   _____
_____   _____
_____   _____
_____   _____
_____   _____
_____   _____
_____   _____
_____   _____
_____   _____
_____   _____
_____   _____
_____   _____
_____   _____
_____   _____
_____   _____
_____   _____
_____   _____
_____   _____
_____   _____
_____   _____

Cannabis Strain:_____ Amount:_____
Pairs Well With:_____

Notes

Recipe Name

Servings:_____ Prep Time:_____ Cook Time:_____

Ingredients: Directions:

Cannabis Strain:_____ Amount:_____
Pairs Well With:_____

Notes

Recipe Name

Servings:_____ Prep Time:_____ Cook Time:_____

Ingredients: Directions:

Cannabis Strain:_____ Amount:_____
Pairs Well With:_____

Notes

Recipe Name

Servings:_____ Prep Time:_____ Cook Time:_____

Ingredients: Directions:

_____   _____
_____   _____
_____   _____
_____   _____
_____   _____
_____   _____
_____   _____
_____   _____
_____   _____
_____   _____
_____   _____
_____   _____
_____   _____
_____   _____
_____   _____
_____   _____
_____   _____
_____   _____
_____   _____
_____   _____
_____   _____
_____   _____

Cannabis Strain: _____ Amount: _____
Pairs Well With: _____

Notes

Recipe Name

Servings:_____ Prep Time:_____ Cook Time:_____

Ingredients: Directions:

Cannabis Strain:_____ Amount:_____
Pairs Well With:_____

Notes

Recipe Name

Servings:_____ Prep Time:_____ Cook Time:_____

Ingredients: Directions:

Cannabis Strain:_____ Amount:_____
Pairs Well With:_____

Notes

40

Recipe Name

Servings:_____ Prep Time:_____ Cook Time:_____

Ingredients: Directions:

Cannabis Strain: _____ Amount: _____
Pairs Well With: _____

Notes

Recipe Name

Servings:_____ Prep Time:_____ Cook Time:_____

Ingredients: Directions:

_____   _____
_____   _____
_____   _____
_____   _____
_____   _____
_____   _____
_____   _____
_____   _____
_____   _____
_____   _____
_____   _____
_____   _____
_____   _____
_____   _____
_____   _____
_____   _____
_____   _____
_____   _____
_____   _____
_____   _____
_____   _____
_____   _____
_____   _____

Cannabis Strain: _____ Amount: _____
Pairs Well With: _____

Notes

Recipe Name

Servings:_____ Prep Time:_____ Cook Time:_____

Ingredients: Directions:

Cannabis Strain: _____ Amount: _____
Pairs Well With: _____

Notes

Recipe Name

Servings:_____ Prep Time:_____ Cook Time:_____

Ingredients: Directions:

Cannabis Strain:_____ Amount:_____
Pairs Well With:_____

Notes

Recipe Name

Servings:_____ Prep Time:_____ Cook Time:_____

Ingredients: Directions:

_____   _____
_____   _____
_____   _____
_____   _____
_____   _____
_____   _____
_____   _____
_____   _____
_____   _____
_____   _____
_____   _____
_____   _____
_____   _____
_____   _____
_____   _____
_____   _____
_____   _____
_____   _____
_____   _____
_____   _____

Cannabis Strain:_____ Amount:_____
Pairs Well With:_____

Notes

Recipe Name

Servings: _____ Prep Time: _____ Cook Time: _____

Ingredients: Directions:

Cannabis Strain: _____ Amount: _____
Pairs Well With: _____

Notes

Recipe Name

Servings:_____ Prep Time:_____ Cook Time:_____

Ingredients: Directions:

Cannabis Strain: _____ Amount: _____

Pairs Well With: _____

Notes

Recipe Name

Servings:_____ Prep Time:_____ Cook Time:_____

Ingredients: Directions:

_____   _____
_____   _____
_____   _____
_____   _____
_____   _____
_____   _____
_____   _____
_____   _____
_____   _____
_____   _____
_____   _____
_____   _____
_____   _____
_____   _____
_____   _____
_____   _____
_____   _____
_____   _____
_____   _____
_____   _____
_____   _____
_____   _____

Cannabis Strain:_____ Amount:_____
Pairs Well With:_____

Notes

Recipe Name

Servings:_____ Prep Time:_____ Cook Time:_____

Ingredients: Directions:

Cannabis Strain:_____ Amount:_____
Pairs Well With:_____

Notes

Recipe Name

Servings:_____ Prep Time:_____ Cook Time:_____

Ingredients: Directions:

_____   _____
_____   _____
_____   _____
_____   _____
_____   _____
_____   _____
_____   _____
_____   _____
_____   _____
_____   _____
_____   _____
_____   _____
_____   _____
_____   _____
_____   _____
_____   _____
_____   _____
_____   _____
_____   _____
_____   _____

Cannabis Strain: _____ Amount: _____
Pairs Well With: _____

Notes

Recipe Name

Servings:_____ Prep Time:_____ Cook Time:_____

Ingredients: Directions:

_____   _____
_____   _____
_____   _____
_____   _____
_____   _____
_____   _____
_____   _____
_____   _____
_____   _____
_____   _____
_____   _____
_____   _____
_____   _____
_____   _____
_____   _____
_____   _____
_____   _____
_____   _____

Cannabis Strain:_____ Amount:_____
Pairs Well With:_____

Notes

Recipe Name

Servings:_____ Prep Time:_____ Cook Time:_____

Ingredients: Directions:

_____   _____
_____   _____
_____   _____
_____   _____
_____   _____
_____   _____
_____   _____
_____   _____
_____   _____
_____   _____
_____   _____
_____   _____
_____   _____
_____   _____
_____   _____
_____   _____
_____   _____
_____   _____
_____   _____
_____   _____
_____   _____
_____   _____

Cannabis Strain:_____ Amount:_____
Pairs Well With:_____

Notes

Recipe Name

Servings:_____ Prep Time:_____ Cook Time:_____

Ingredients: Directions:

Cannabis Strain:_____ Amount:_____
Pairs Well With:_____

Notes

53

Recipe Name

Servings:_____ Prep Time:_____ Cook Time:_____

Ingredients: Directions:

_____   _____
_____   _____
_____   _____
_____   _____
_____   _____
_____   _____
_____   _____
_____   _____
_____   _____
_____   _____
_____   _____
_____   _____
_____   _____
_____   _____
_____   _____
_____   _____
_____   _____
_____   _____
_____   _____
_____   _____
_____   _____
_____   _____

Cannabis Strain:_____ Amount:_____
Pairs Well With:_____

Notes

Recipe Name

Servings:_____ Prep Time:_____ Cook Time:_____

Ingredients: Directions:

Cannabis Strain:_____ Amount:_____
Pairs Well With:_____

Notes

55

Recipe Name

Servings:_____ Prep Time:_____ Cook Time:_____

Ingredients: Directions:

Cannabis Strain:_____ Amount:_____
Pairs Well With:_____

Notes

Recipe Name

Servings: _____ Prep Time: _____ Cook Time: _____

Ingredients: Directions:

_____   _____
_____   _____
_____   _____
_____   _____
_____   _____
_____   _____
_____   _____
_____   _____
_____   _____
_____   _____
_____   _____
_____   _____
_____   _____
_____   _____
_____   _____
_____   _____
_____   _____
_____   _____
_____   _____

Cannabis Strain: _____ Amount: _____
Pairs Well With: _____

Notes

Recipe Name

Servings:_____ Prep Time:_____ Cook Time:_____

Ingredients: Directions:

Cannabis Strain:_____ Amount:_____
Pairs Well With:_____

Notes

Recipe Name

Servings:_____ Prep Time:_____ Cook Time:_____

Ingredients: Directions:

_____   _____
_____   _____
_____   _____
_____   _____
_____   _____
_____   _____
_____   _____
_____   _____
_____   _____
_____   _____
_____   _____
_____   _____
_____   _____
_____   _____
_____   _____
_____   _____
_____   _____
_____   _____
_____   _____
_____   _____
_____   _____

Cannabis Strain: _____ Amount: _____
Pairs Well With: _____

Notes

Recipe Name

Servings:_____ Prep Time:_____ Cook Time:_____

Ingredients:

Directions:

Cannabis Strain:_____ Amount:_____
Pairs Well With:_____

Notes

60

Recipe Name

Servings:_____ Prep Time:_____ Cook Time:_____

Ingredients: Directions:

Cannabis Strain:_____ Amount:_____
Pairs Well With:_____

Notes

Recipe Name

Servings: _____ Prep Time: _____ Cook Time: _____

Ingredients: Directions:

Cannabis Strain: _____ Amount: _____
Pairs Well With: _____

Notes

Recipe Name

Servings:_____ Prep Time:_____ Cook Time:_____

Ingredients: Directions:

Cannabis Strain:_____ Amount:_____
Pairs Well With:_____

Notes

Recipe Name

Servings:_____ Prep Time:_____ Cook Time:_____

Ingredients: Directions:

Cannabis Strain:_____ Amount:_____
Pairs Well With:_____

Notes

Recipe Name

Servings:_____ Prep Time:_____ Cook Time:_____

Ingredients: Directions:

Cannabis Strain: _____ Amount: _____
Pairs Well With: _____

Notes

Recipe Name

Servings:_____ Prep Time:_____ Cook Time:_____

Ingredients: Directions:

Cannabis Strain: _____ Amount: _____
Pairs Well With: _____

Notes

Recipe Name

Servings:_____ Prep Time:_____ Cook Time:_____

Ingredients: Directions:

Cannabis Strain: _____   Amount: _____
Pairs Well With: _____

Notes

Recipe Name

Servings:_____ Prep Time:_____ Cook Time:_____

Ingredients: Directions:

Cannabis Strain:_____ Amount:_____
Pairs Well With:_____

Notes

Recipe Name

Servings:_____ Prep Time:_____ Cook Time:_____

Ingredients: Directions:

Cannabis Strain: _____ Amount: _____
Pairs Well With: _____

Notes

69

Recipe Name

Servings:_____ Prep Time:_____ Cook Time:_____

Ingredients: Directions:

_____   _____
_____   _____
_____   _____
_____   _____
_____   _____
_____   _____
_____   _____
_____   _____
_____   _____
_____   _____
_____   _____
_____   _____
_____   _____
_____   _____
_____   _____
_____   _____
_____   _____
_____   _____
_____   _____
_____   _____
_____   _____
_____   _____

Cannabis Strain: _____ Amount: _____
Pairs Well With: _____

Notes

Recipe Name

Servings:_____ Prep Time:_____ Cook Time:_____

Ingredients: Directions:

_____   _____
_____   _____
_____   _____
_____   _____
_____   _____
_____   _____
_____   _____
_____   _____
_____   _____
_____   _____
_____   _____
_____   _____
_____   _____
_____   _____
_____   _____
_____   _____
_____   _____
_____   _____
_____   _____
_____   _____
_____   _____
_____   _____

Cannabis Strain:_____ Amount:_____
Pairs Well With:_____

Notes

Recipe Name

Servings:_____ Prep Time:_____ Cook Time:_____

Ingredients: Directions:

_____   _____
_____   _____
_____   _____
_____   _____
_____   _____
_____   _____
_____   _____
_____   _____
_____   _____
_____   _____
_____   _____
_____   _____
_____   _____
_____   _____
_____   _____
_____   _____
_____   _____
_____   _____
_____   _____
_____   _____

Cannabis Strain:_____ Amount:_____
Pairs Well With:_____

Notes

Recipe Name

Servings:_____ Prep Time:_____ Cook Time:_____

Ingredients: Directions:

_____   _____
_____   _____
_____   _____
_____   _____
_____   _____
_____   _____
_____   _____
_____   _____
_____   _____
_____   _____
_____   _____
_____   _____
_____   _____
_____   _____
_____   _____
_____   _____
_____   _____
_____   _____
_____   _____
_____   _____
_____   _____
_____   _____
_____   _____

Cannabis Strain:_____ Amount:_____
Pairs Well With:_____

Notes

Recipe Name

Servings:_____ Prep Time:_____ Cook Time:_____

Ingredients: Directions:

Cannabis Strain: _____ Amount: _____
Pairs Well With: _____

Notes

Recipe Name

Servings:_____ Prep Time:_____ Cook Time:_____

Ingredients: Directions:

_____   _____
_____   _____
_____   _____
_____   _____
_____   _____
_____   _____
_____   _____
_____   _____
_____   _____
_____   _____
_____   _____
_____   _____
_____   _____
_____   _____
_____   _____
_____   _____
_____   _____
_____   _____
_____   _____
_____   _____
_____   _____

Cannabis Strain:_____   Amount:_____
Pairs Well With:_____

| Notes |
| 75 |

Recipe Name

Servings:_____ Prep Time:_____ Cook Time:_____

Ingredients: Directions:

_____   _____
_____   _____
_____   _____
_____   _____
_____   _____
_____   _____
_____   _____
_____   _____
_____   _____
_____   _____
_____   _____
_____   _____
_____   _____
_____   _____
_____   _____
_____   _____
_____   _____
_____   _____
_____   _____
_____   _____

Cannabis Strain:_____ Amount:_____
Pairs Well With:_____

Notes

Recipe Name

Servings:_____ Prep Time:_____ Cook Time:_____

Ingredients: Directions:

_____   _____
_____   _____
_____   _____
_____   _____
_____   _____
_____   _____
_____   _____
_____   _____
_____   _____
_____   _____
_____   _____
_____   _____
_____   _____
_____   _____
_____   _____
_____   _____
_____   _____
_____   _____
_____   _____
_____   _____

Cannabis Strain: _____ Amount: _____
Pairs Well With: _____

Notes

Recipe Name

Servings:_____ Prep Time:_____ Cook Time:_____

Ingredients: Directions:

Cannabis Strain: _____ Amount: _____
Pairs Well With: _____

Notes

Recipe Name

Servings:_____ Prep Time:_____ Cook Time:_____

Ingredients: Directions:

Cannabis Strain: _____ Amount: _____
Pairs Well With: _____

Notes

Recipe Name

Servings:_____ Prep Time:_____ Cook Time:_____

Ingredients: Directions:

_____   _____
_____   _____
_____   _____
_____   _____
_____   _____
_____   _____
_____   _____
_____   _____
_____   _____
_____   _____
_____   _____
_____   _____
_____   _____
_____   _____
_____   _____
_____   _____
_____   _____
_____   _____
_____   _____
_____   _____
_____   _____
_____   _____
_____   _____

Cannabis Strain:_____ Amount:_____
Pairs Well With:_____

Notes

Recipe Name

Servings:_____ Prep Time:_____ Cook Time:_____

Ingredients: Directions:

Cannabis Strain:_____ Amount:_____
Pairs Well With:_____

Notes

Recipe Name

Servings:_____ Prep Time:_____ Cook Time:_____

Ingredients: Directions:

_____   _____
_____   _____
_____   _____
_____   _____
_____   _____
_____   _____
_____   _____
_____   _____
_____   _____
_____   _____
_____   _____
_____   _____
_____   _____
_____   _____
_____   _____
_____   _____
_____   _____
_____   _____
_____   _____
_____   _____
_____   _____
_____   _____
_____   _____

Cannabis Strain: _____ Amount: _____
Pairs Well With: _____

Notes

Recipe Name

Servings:_____ Prep Time:_____ Cook Time:_____

Ingredients: Directions:

Cannabis Strain:_____ Amount:_____
Pairs Well With:_____

Notes

Recipe Name

Servings:_____ Prep Time:_____ Cook Time:_____

Ingredients: Directions:

Cannabis Strain: _____ Amount: _____
Pairs Well With: _____

Notes

Recipe Name

Servings:_____ Prep Time:_____ Cook Time:_____

Ingredients: Directions:

Cannabis Strain:_____ Amount:_____
Pairs Well With:_____

Notes

Recipe Name

Servings:_____ Prep Time:_____ Cook Time:_____

Ingredients: Directions:

Cannabis Strain:_____ Amount:_____
Pairs Well With:_____

Notes

Recipe Name

Servings:_____ Prep Time:_____ Cook Time:_____

Ingredients: Directions:

Cannabis Strain: _____ Amount: _____
Pairs Well With: _____

Notes

Recipe Name

Servings:_____ Prep Time:_____ Cook Time:_____

Ingredients: Directions:

_____   _____
_____   _____
_____   _____
_____   _____
_____   _____
_____   _____
_____   _____
_____   _____
_____   _____
_____   _____
_____   _____
_____   _____
_____   _____
_____   _____
_____   _____
_____   _____
_____   _____
_____   _____
_____   _____
_____   _____
_____   _____
_____   _____

Cannabis Strain:_____ Amount:_____

Pairs Well With:_____

Notes

Recipe Name

Servings:_____ Prep Time:_____ Cook Time:_____

Ingredients: Directions:

Cannabis Strain:_____ Amount:_____
Pairs Well With:_____

Notes

Recipe Name

Servings:_____ Prep Time:_____ Cook Time:_____

Ingredients: Directions:

_____   _____
_____   _____
_____   _____
_____   _____
_____   _____
_____   _____
_____   _____
_____   _____
_____   _____
_____   _____
_____   _____
_____   _____
_____   _____
_____   _____
_____   _____
_____   _____
_____   _____
_____   _____
_____   _____
_____   _____
_____   _____
_____   _____

Cannabis Strain:_____ Amount:_____

Pairs Well With:_____

Notes

Recipe Name

Servings:_____ Prep Time:_____ Cook Time:_____

Ingredients: Directions:

Cannabis Strain:_____ Amount:_____
Pairs Well With:_____

Notes

Recipe Name

Servings:_____ Prep Time:_____ Cook Time:_____

Ingredients: Directions:

Cannabis Strain: _____ Amount: _____
Pairs Well With: _____

Notes

Recipe Name

Servings:_____ Prep Time:_____ Cook Time:_____

Ingredients: Directions:

Cannabis Strain:_____ Amount:_____
Pairs Well With:_____

Notes

Recipe Name

Servings:_____ Prep Time:_____ Cook Time:_____

Ingredients: Directions:

Cannabis Strain: _____ Amount: _____
Pairs Well With: _____

Notes

Recipe Name

Servings:_____ Prep Time:_____ Cook Time:_____

Ingredients: Directions:

_____   _____
_____   _____
_____   _____
_____   _____
_____   _____
_____   _____
_____   _____
_____   _____
_____   _____
_____   _____
_____   _____
_____   _____
_____   _____
_____   _____
_____   _____
_____   _____
_____   _____
_____   _____
_____   _____
_____   _____
_____   _____
_____   _____
_____   _____

Cannabis Strain:_____ Amount:_____
Pairs Well With:_____

Notes

Recipe Name

Servings:_____ Prep Time:_____ Cook Time:_____

Ingredients: Directions:

_____   _____
_____   _____
_____   _____
_____   _____
_____   _____
_____   _____
_____   _____
_____   _____
_____   _____
_____   _____
_____   _____
_____   _____
_____   _____
_____   _____
_____   _____
_____   _____
_____   _____
_____   _____
_____   _____
_____   _____
_____   _____
_____   _____
_____   _____

Cannabis Strain:_____ Amount:_____
Pairs Well With:_____

Notes

Recipe Name

Servings: _____ Prep Time: _____ Cook Time: _____

Ingredients: Directions:

Cannabis Strain: _____ Amount: _____
Pairs Well With: _____

Notes

Recipe Name

Servings:_____ Prep Time:_____ Cook Time:_____

Ingredients: Directions:

_____   _____
_____   _____
_____   _____
_____   _____
_____   _____
_____   _____
_____   _____
_____   _____
_____   _____
_____   _____
_____   _____
_____   _____
_____   _____
_____   _____
_____   _____
_____   _____
_____   _____
_____   _____
_____   _____
_____   _____
_____   _____
_____   _____

Cannabis Strain: _____ Amount: _____
Pairs Well With: _____

Notes

Recipe Name

Servings:_____ Prep Time:_____ Cook Time:_____

Ingredients: Directions:

_____   _____
_____   _____
_____   _____
_____   _____
_____   _____
_____   _____
_____   _____
_____   _____
_____   _____
_____   _____
_____   _____
_____   _____
_____   _____
_____   _____
_____   _____
_____   _____
_____   _____
_____   _____
_____   _____
_____   _____
_____   _____
_____   _____
_____   _____

Cannabis Strain:_____ Amount:_____
Pairs Well With:_____

Notes	
99	

Recipe Name

Servings:_____ Prep Time:_____ Cook Time:_____

Ingredients: Directions:

Cannabis Strain:_____ Amount:_____
Pairs Well With:_____

Notes

Recipe Name

Servings:_____ Prep Time:_____ Cook Time:_____

Ingredients: Directions:

Cannabis Strain: _____ Amount: _____
Pairs Well With: _____

Notes

101

Recipe Name

Servings:_____ Prep Time:_____ Cook Time:_____

Ingredients: Directions:

Cannabis Strain:_____ Amount:_____
Pairs Well With:_____

Notes

www.ingramcontent.com/pod-product-compliance
Lightning Source LLC
Chambersburg PA
CBHW081155070526
44583CB00021B/2850